# FOCUS

## Il grande potere della concentrazione

Raggiungi i tuoi obiettivi

Smetti di procrastinare

Liberati dalle distrazioni

*Di* **Renil M. George**

*Tradotto e pubblicato a cura di*
*GliAudaciDellaMemoria*

# Sommario

Distrazioni
Come ridurre le distrazioni
La procrastinazione

Tattica numero 1: cambia le caratteristiche del
compito
Tattica numero 2: cerca e risolvi le "dissonanze"
cognitive
Tattica numero 3: limita il tempo
Tattica numero 4: sii gentile con te stesso
Tattica numero 5: comincia e basta
Tattica numero 6: fai un assessment dei costi
Tattica numero 7: fatti amico il tuo futuro te
Tattica numero 8: disconnettiti da internet
Tattica numero 9: metti dei paletti
Tattica numero 10: usa la procrastinazione come un
segno

Passo 1: definisci ciò che desideri
Passo 2. Fai una analisi di congruenza
   Passo 3: fai l "ecology check" del tuo obiettivo
   Passo 4: analizza i dettagli
Passo 5: studia il fattore tempo

# Premessa

Prima di addentrarci nei metodi e nelle strategie che ti permetteranno di utilizzare il grande potere della concentrazione per raggiungere i tuoi obiettivi, voglio raccontarti il progetto più ampio di cui questo manuale fa parte.

Io sono Armando Elle, e oltre a curare settimanalmente il blog di tecniche di studio e crescita personale **"GliAudaciDellaMemoria-Palestra di Arti Marziali Cerebrali"** sono un autore bestseller su amazon.

I miei libri, incentrati su temi come le tecniche di memoria, la lettura veloce, la forza di volontà, hanno raggiunto ormai circa 40 mila lettori, e sono tradotti nelle principali lingue straniere.

Credo moltissimo nella crescita personale, e sono convinto che essa debba essere vissuta dal maggior numero possibile di persone. Per questo ho sempre rifiutato di pubblicizzare o fare io stesso corsi da migliaia di euro, e ho invece sposato l'idea di renderla accessibile a tutti attraverso il mio blog e i miei libri su Kindle.

La crescita personale però è qualcosa di molto ampio e diversificato, ed è impossibile trattarla da solo, a 360 gradi, in maniera seria.

Fortunatamente, il successo dei miei libri su Kindle mi ha permesso di entrare in contatto con diversi altri autori di successo, soprattutto statunitensi.

E ho incominciato allora ad accarezzare il progetto di portare alcuni di questi autori e i loro libri in Italia, in maniera tale da offrire il maggior valore possibile ai lettori del blog.

Nel luglio 2016 ho stretto allora accordi con alcuni scrittori americani per adattare, tradurre e pubblicare i loro testi in italiano.

In questo modo potrò proporre ai lettori non solo i miei contenuti, ma anche altri libri di qualità sulla crescita personale, in italiano, a prezzo ridotto o anche gratuitamente, se e quando l'autore del libro è d'accordo.

Per esempio, questo libro sulla concentrazione è stato in lancio gratuito dal 14 al 18 di settembre 2016, e tutti gli iscritti a GliAiudaciDellaMemoria hanno ricevuto via email il link per scaricarlo. Successivamente, il suo prezzo al pubblico è stato fissato a soli 3 euro.

Ho anche creato una pagina dalla quale è possibile scaricare direttamente in PDF le attuali risorse gratuite che offro sul blog:

- La tecnica dei 7 minuti per diventare un superstudente

- Il piccolo manuale "Impara i vocaboli stranieri con le tecniche di memoria", completo di flashcards di esempio.

- Un esercizio completo per imparare la Tecnica dei Loci di Cicerone

- Il metodo Cornell, ovvero il miglior metodo del mondo per prendere appunti, messo a punto alla Cornell University di New York

Voglio che nel tempo la collezione di manuali de GliAudaciDellaMemoria si arricchisca di altri titoli interessanti: un libro sulla meditazione uscirà fra ottobre e novembre 2016, e ho iniziato a lavorare per pubblicarne altri fra la fine dell'anno e l'inizio del 2017.

Dunque, se ti interessano le tecniche di apprendimento e quelle di miglioramento personale in generale, ti invito ufficialmente a seguire il progetto de GliAudaciDellaMemoria.

L'iscrizione al blog è completamente gratuita, e non ti verrà mai inviato spam; solo gli aggiornamenti del blog e i link ai libri da scaricare.

E ovviamente potrai cancellarla in qualsiasi momento.

Mi farai contento però dandomi due contributi:

Partecipa, se lo vuoi, al blog, con i tuoi commenti, i tuoi dubbi, le tue esperienze.

Se ti piacciono i libri che propongo, dopo averli letti recensiscili su Amazon per premiare i loro autori

Adesso ti lascio alla lettura del manuale, e al suo autore, Renil M. George.

# Introduzione

Per prima cosa voglio ringraziarti e congratularmi con te per avere scaricato questo manuale.

Scriverlo mi è venuto naturale dopo aver attraversato uno dei momenti più difficili della mia vita. Tutto quello che avevo costruito in dieci anni di lavoro si era sgretolato sotto i miei occhi, senza che io potessi fare niente per evitarlo.

Quello che ho potuto fare invece, è stato ricominciare da capo; in maniera nuova, imparando a concentrare le mie energie e le mie aspettative su ciò che è veramente importante.

E così, scrivere questo libro è diventata anche la maniera di dire 'Grazie' per quello che sono riuscito a ricostruire, e che mi ha portato a ripartire da zero e ad arrivare dove sono oggi.

Nel corso della lettura ti guiderò passo per passo attraverso le strategie necessarie a recuperare la più importante delle nostre virtù: il focus, ovvero l'attenzione, la concentrazione, quella vera, quella che ti porta a raggiungere gli obiettivi che desideri.

Ma che cos'e il "focus", e perché è tanto importante?

Il dizionario lo definisce come la capacità di concentrare la nostra attenzione su una determinata azione, pensiero, emozione, oggetto.

E siamo in grado di concentrare i nostri occhi su un determinato oggetto, i nostri pensieri su un determinato compito, e le nostre emozioni su un determinato obiettivo solo quando ne abbiamo veramente il controllo.

Cosa che, contrariamente a quanto tu possa pensare, non è affatto scontata. Per ottenere una buona "messa a fuoco" è indispensabile avere un piano che ci guidi e ci permetta di controllare i due peggiori nemici della concentrazione, cioè distrazioni e procrastinazione.

Ti spiegherò dunque per prima cosa che cosa sono questi due "demoni", e come fare ad eliminarli dalla tua vita.

Il secondo passo sarà poi capire l'arte di raggiungere i tuoi obiettivi: non solo imparando a stabilirli, ma anche imparando a mantenere i tuoi occhi e le tue azioni fissi su di essi, costruendo giorno per giorno la motivazione e lo slancio necessari.

Il terzo passo sarà capire come modificare l'ambiente in cui lavori o studi liberandolo dalla confusione, affinché diventi un vero strumento che ti aiuta a rimanere concentrato e motivato.

Per fare questo, imparerai come gestire te stesso, il tuo tempo, il tuo spazio, e le difficoltà che in qualche momento potrai trovare.

Alla fine di questo manuale sarai così in grado di

controllare non solo i tuoi occhi, ma i tuoi pensieri, le tue azioni e le tue emozioni per dirigerle verso quello che veramente ti interessa.

Imparare a farlo cambierà nel profondo la tua vita, poiché ti permetterà di:

### Sentirti più in controllo

Se sei in grado di mantenere la tua concentrazione hai sempre sotto controllo il piano che ti sei dato nella tua vita, e sei anche in grado di evitare le distrazioni che ogni giorno cercano di distoglierti da esso. E anche quando capitano degli imprevisti, ti sentirai più sicuro di te e di quello che vuoi, e sarai in grado di reagire meglio e più in fretta.

### Maturare un atteggiamento positivo verso i problemi.

Una volta che hai preso il controllo della tua vita, ti sentirai molto più ottimista e positivo nei confronti di essa. Infatti non solo sai dove stai andando e perché, ma anche come reagire agli inevitabili problemi e deragliamenti che andranno a mettersi fra te e quello che desideri.

### Avere una maggior consapevolezza di te stesso

Stabilire e seguire il tuo piano, sviluppare la tua capacità di attenzione verso te stesso e di concentrazione verso quello che fai, ti permetteranno di capirti meglio. Avrai una consapevolezza maggiore sia dei tuoi pregi che dei tuoi difetti, e accettare entrambi ti renderà più sereno e felice

## Prendere migliori decisioni

Se sai cosa desideri e se conosci te stesso, prenderai migliori decisioni in ogni aspetto della tua vita. Quando a una persona manca il focus è facile che scelga a caso, o per paura, o seguendo consigli di persone che non la conoscono a fondo. Mentre se hai il focus, le tue scelte sono davvero tue.

## Portare chiarezza nella tua vita quando affronti momenti di confusione

Inevitabilmente la vita presenta sorprese che ti mandano in confusione. Se sai come raggiungere il focus riesci rapidamente a rifare ordine attorno a te: che si tratti di ri-organizzarti, di cambiare, o di ricominciare da capo, saprai farlo nella maniera migliore.

E te lo dico per esperienza personale!

Avere maggior focus significa insomma non solo avere un piano, ma anche vederlo e seguirlo con maggior chiarezza, essendo inoltre capace di resistere alle mille cose che continuamente, senza che tu neanche te ne renda conto, cercano di allontanarti da esso.

Alcune di esse vengono da fuori di te, ma molte da dentro. Imparerai a gestire entrambe.

Adesso, se sei pronto per cominciare con me questa avventura che ti porterà a ritrovare il tuo focus interno, cominciamo.

# Capitolo 1
# I tuoi nemici: distrazioni e procrastinazione.

Sei seduto al tuo tavolo; magari sei uno studente universitario che ha un esame fra una settimana, o un freelancer che sta lavorando su un progetto urgente, o un impiegato che deve terminare un lavoro importante prima di andare a casa dai suoi figli.

Improvvisamente squilla il telefono, o ti arriva un messaggio su whatsapp. Ti fermi per un attimo prima di prendere il cellulare e vedere chi è, perché sai che quel gesto può costarti un'ora del tuo prezioso tempo.

Alla fine cedi e, come avevi immaginato, tutta l'ora successiva la perdi parlando o chattando, perdendo così il prezioso tempo che avevi destinato a completare il tuo lavoro. Ti toccherà a questo punto non finirlo o fare le ore piccole.

*Che cosa è successo nella tua testa?*

## Distrazioni

Distrazione è tutto quello che, dopo che abbiamo deciso di dedicare la nostra attenzione a qualcosa, ci distoglie da essa.
Spesso a distrarci sono delle semplici, piccole cose, che si insinuano quasi inconsciamente in quello che stiamo facendo! Ma il risultato di tutte queste piccole cose è un danno enorme.

A causa delle distrazioni infatti:

- Non finiamo in tempo quello che ci siamo prefissi di fare
- Non ci sembra di avere la nostra vita sotto controllo
- Perdiamo il sonno la notte per terminare quello che non abbiamo fatto durante il giorno
- Otteniamo risultati non all'altezza delle nostre aspettative

Per migliorare, dobbiamo combattere due tipi di distrazioni: esterne e interne.

Le prime comprendono cose come il telefono che squilla improvvisamente, un messaggio che compare su facebook, una mail di un amico, un famigliare che ti interrompe mentre sei concentrato. E tutto sommato, con alcuni accorgimenti che vedremo, non è difficile superarle.

Un po' più complicate invece sono le seconde, cioè quelle distrazioni che prendono origine dentro la tua stessa mente: idee che si presentano e che sono del tutto scollegate da quello che stai facendo, ma anche ansie, paure, pensieri che in qualche modo distolgono la tua concentrazione da quello è veramente importante.

Ora, le distrazioni ti possono sembrare delle piccole cose, ma non vanno sottovalutate: la mente umana infatti ha solo un serbatoio limitato di attenzione ogni giorno.

Ed è per questo motivo che ti senti esausto e non in grado di concentrarti quando alla sera, dopo una "lunga giornata", vai a dormire.

Le ragioni sono sia fisico/psicologiche che emotive: da una parte, l'attenzione richiede di utilizzare per il tuo cervello glucoso e altre risorse metaboliche che inevitabilmente piano piano diminuiscono. Dall'altra l'attenzione richiede uno sforzo emotivo e di volontà che è anch'esso soggetto a consumo.

Se quindi hai un obiettivo, le distrazioni consumano parte delle energie che dovresti dedicare ad esso, e te ne allontanano.

Come puoi, quindi, ridurre le distrazioni in maniera tale da diventare più produttivo e avere più tempo libero e passare meno notti in bianco?

**Come ridurre le distrazioni**

Per prima cosa, devi essere realistico: non puoi liberarti subito e tutto d'un colpo di ogni distrazione. Per farlo avrai invece bisogno di tempo, esercizio e resistenza.

Sicuramente avrai anche dei momenti in cui proprio non riuscirai a fare fronte alle distrazioni, e ti sentirai un po' scoraggiato, soprattutto se esse vengono dall'esterno e non le riesci a controllare.

Ma con un po' di pazienza e applicando le piccole strategie che ti darò, riuscirai a liberarti della maggior parte di esse.

*Parliamo quindi, innanzitutto, delle distrazioni esterne, che sono più facili da controllare.*

**Per prima cosa**, devi eliminare quelle "tecnologiche".

Quando studi o lavori, spegni internet e silenzia il telefono. Scoprirai di essere molto più produttivo se li accendi entrambi a intervalli prestabiliti da te, rispondendo a mail, messaggi e telefonate non "a braccio", man mano che arrivano, ma in sessioni dedicate.

In questa maniera, invece di dividere continuamente l'attenzione fra quello che stai facendo e gli input che vengono dall'esterno, dedicherai TUTTA la tua attenzione a una delle due cose, ma in momenti prestabiliti da te.

**In secondo luogo**, devi dare delle regole alle persone che ti circondano.

Per esempio, soprattutto se sei uno studente o lavori da casa, molte distrazioni provengono dai tuoi famigliari. Il che se ci pensi è assurdo: magari i genitori ti fanno una testa così per studiare, ma poi non si fanno remore ad interromperti per qualunque piccolezza.
In questi casi, è utile discutere e stabilire delle regole: devi far capire ai tuoi famigliari l'importanza che ha

per te avere luoghi e momenti "sacri", in cui non ti devono disturbare per (quasi) nessun motivo.

Magari all'inizio ci sarà da discutere un po', ma esigere da parte della tua famiglia il rispetto per il tuo tempo e il tuo lavoro non farà che migliorare i vostri rapporti e dimostrare maturità da parte tua.

Una maniera ulteriore di evitare le distrazioni che provengono dall'ambiente è lavorare mentre gli altri dormono. Questo significa svegliarsi presto, e può essere difficile se non sei abituato.

Ma credimi che dopo un po' lo troverai bellissimo! Al mattino presto, non solo la tua casa, ma tutto il mondo, è nella quiete più completa: ci siete solo tu e il tuo lavoro davanti a te, senza niente che possa disturbarti; e allora, appena passa la sensazione un po' stropicciata del sonno, riesci a lavorare come mai ti capita durante il giorno: concentrato, attivo, fresco, senza quasi avere la percezione del tempo che passa.

E il premio è che dovrai lavorare meno durante la giornata, perché quelle prime ore della mattina rendono, in termini di produttività, molto di più.

Se non sei uno studente ma lavori, considera anche di andare in ufficio prima: non solo ci impiegherai meno tempo perché troverai meno traffico, ma una volta arrivato sarai super produttivo, visto che colleghi e clienti devono ancora iniziare la loro giornata.
Come ho detto però, perché una cosa di questo tipo funzioni, non va fatta tutta in un colpo; se da domani ti

alzi improvvisamente due ore prima ti sentirai semplicemente uno straccio, e butterai nel cestino questo mio manuale.

Svegliati invece 15 minuti prima ogni 3 giorni, fino a quando non sarai un paio d'ore in anticipo sulla tua normale routine quotidiana. E fai lo stesso la notte, andando a dormire 15 minuti prima ogni 3 giorni.

In breve tempo avrai completamente cambiato la tua routine di lavoro/riposo, e senza che la cosa ti sia costata alcuno sforzo.

Infine, oltre alla tecnologia e alle persone che ti stanno intorno, c'è **una terza cosa** che devi controllare per uscire dalla tirannia delle distrazioni: lo spazio fisico in cui ti trovi.

Presta quindi attenzione al luogo dove studi o lavori: non solo deve essere ordinato, ma ci deve essere solo l'essenziale. Non è una differenza da poco! Infatti una ventina di libri, 10 foto, 8 penne, 15 post-it, 6 quaderni, anche se disposti ordinatamente sulla scrivania, non fanno che distrarti.

Tieni quindi solo le cose che ti servono veramente! In questa maniera il tuo cervello rimarrà più concentrato su quello che sta facendo, perché i tuoi occhi e le tue mani non avranno, davanti a loro, elementi di disturbo su cui divagare.

*Passiamo adesso alle distrazioni "interne"*

Contrariamente a quello che molti pensano, le distrazioni interne sono ancora più micidiali di quelle esterne, anche perché le seconde le riconosci e magari ti innervosiscono anche (un fratellino che di colpo ti piomba in stanza mentre ripeti un esame, la telefonata di un cliente noioso mentre stai preparando una presentazione), mentre le prime sono spesso quasi inconsce, e quindi se non le vedi arrivare non le puoi combattere.

Le distrazioni interne sono quella "vocina nella testa" che mentre stai facendo una cosa ti parla d'altro.

E c'è un unico modo per farla stare zitta, un modo che non ho inventato io ma che è il caposaldo di tutti i guru che insegnano produttività: bisogna ascoltare quella vocina giusto il tempo necessario per annotare su un foglio quello che ti sta dicendo. In questa maniera tiri fuori l'idea, l'ansia, la preoccupazione dalla tua testa e la fissi su carta, rendendola innocua.

E ci tornerai sopra in seguito, quando sarà il momento per affrontarla.

C'è poi un caso particolare di vocina che è molto più impegnativo degli altri: è quando la vocina non ti parla di altre cose, ma proprio di quello che stai facendo in quel momento.

E normalmente non ti dice delle buone cose: per esempio, può dirti che quello che stai facendo in quel momento non ti motiva, o è noioso, o perfettamente inutile. In questi casi, spesso la vocina diventa molto potente, ed è una fonte di distrazione tremenda.

Quando capita, devi fermarti un attimo e ri-analizzare dal principio i motivi profondi di quello che stai facendo, per trovare una risposta che zittisca la vocina interna:

La risposta può anche essere che, proprio poiché stai facendo qualcosa che reputi inutile/noioso, prima finisci meglio è! L'importante è che la risposta ci sia. Se no continuerai con un fitto dialogo interno fra te e il tuo cervello che in ultima analisi ti porterà a rallentate quello che stai facendo, passandoci su ancora più tempo del poco che già vorresti.

### La procrastinazione

Prima di vedere un po' di tattiche anti-procrastinazione, cerchiamo insieme di capire da dove viene questo "demone".

La procrastinazione è figlia di una negativa reazione emotiva a un compito che devi o ti sei prefisso di fare. Si tratta quindi di una specie di meccanismo di difesa inconscio contro quello che, per qualche motivo, non vuoi fare.

Ma da che cosa dipende questa reazione emotiva negativa? In generale, e dimmi se non è vero, tendi a procrastinare le cose quando: sono noiose, sono difficili, non sai bene come farle o da dove iniziarle, sono frustranti, non le reputi interessanti, sono destrutturate.

E più è negativo il sentimento verso la cosa che devi fare, più procrastini, rimanendo di fatto intrappolato in un circolo vizioso: invece di finire più in fretta possibile, trascini indefinitamente il compito che devi eseguire, aumentando ancora di più i sentimenti negativi verso di esso.

I procrastinatori cronici eliminano l'emozione negativa connessa a un determinato compito mettendolo da parte e dedicandosi ad altro. Si tratta però di un sollievo illusorio, perché il loop cerebrale connesso all' attività che si è messa da parte rimane aperto ed è, a lungo termine, causa di stress e ulteriore tendenza alla procrastinazione.

Ma credimi, l'unica maniera definitiva per liberarsi dallo stress di quello che non vogliamo fare, **è farlo**. E poi metterlo da parte per sempre. In questa maniera si chiude il loop cerebrale e ti senti sollevato.

Ora, poiché i sentimenti negativi che possono far scattare la procrastinazione sono molti, il primo segreto per combatterla è capire esattamente che cosa non ti piace di un determinato compito che devi svolgere.

Per farlo, bisogna scavarsi un po' dentro, molto di più di quanto tu non debba fare per eliminare le distrazioni interne che abbiamo visto prima.

# Capitolo 2
## Tattiche anti-procrastinazione

Non c'è una cura magica contro la procrastinazione, così come non c'è una cura magica per l'autostima, o la forza di volontà, o qualunque altro ambito della crescita personale tu voglia migliorare.

Però ci sono tante piccole strategie che, passo dopo passo, con calma, ti permetteranno di vincere la tua procrastinazione.

Vedi, il termine "crescita personale" non è causale.

Pensa a un bambino che cresce: per molto tempo lo fa in maniera graduale, quasi impercettibile per chi lo vede tutti i giorni, e te ne rendi conto solo quando vedi le sue vecchie foto! Poi di colpo arriva una fase in cui il bambino, in pochi mesi, cambia completamente, e in maniera così evidente che è impossibile non notarlo.

E così anche noi, quando facciamo un percorso di crescita personale, all'inizio cambiamo in maniera graduale, con calma, e per rendercene conto dovremmo poter vedere qualche "vecchia foto" di noi stessi.

Ma siccome non possiamo vedere chiaramente il nostro vecchio "Sé", ci sentiamo impazienti e sfiduciati; questa è una fase molto pericolosa, perché è quella in cui tanti abbandonano il cambiamento.

Ma chi resite arriva, ad un certo punto, al momento "topico" dell'accelerazione, nel quale in poco tempo fa cambiamenti enormi. E si rende conto di essere diventato davvero una persona diversa.

Per questo motivo, per cambiare la tua attitudine a procrastinare, ho messo a punto una strategia fatta di 10 passi concreti, o "tattiche"

Questi 10 passi magari non ti sembreranno niente di trascendentale, visti uno per uno, ma messi tutti assieme e applicati nel tempo ti cambieranno davvero la vita.

Vediamoli uno dopo l'altro:

### Tattica numero 1: cambia le caratteristiche del compito

Il motivo più probabile per cui non fai una cosa è che la trovi noiosa, o frustrante, o destrutturata.
Cerca allora di capire esattamente qual è il motivo, e poi fai il possibile per cambiarlo. Per esempio, se non riesci a studiare perché ti disturba il fatto che gli appunti che hai preso sono molto confusi, dedica qualche ora ad organizzarli. Oppure procuratene degli altri ben fatti.

Magari invece devi rispondere via mail a qualcuno che non ti è simpatico, o pensi che farlo sia inutile; cerca allora di rendere la cosa interessante creando un obiettivo specifico, come quello di rispondere in 4 minuti esatti. E poi fai partire l'orologio e rispondi!

Vedrai che grazie a questo piccolo ma significativo cambio di obiettivo (non più rispondere a tizio, ma farlo in 4 minuti netti), renderà la cosa meno fastidiosa.

Se invece si tratta di qualcosa che ritieni difficile perché non sai da dove cominciare, documentati guardando un video su youtube o leggendo qualche articolo su internet, in maniera tale da sentirti più preparato.

Cerca insomma, una volta che hai individuato la caratteristica negativa che ti fa procrastinare un compito, di cambiarla/sostituirla/evitarla.

### Tattica numero 2: cerca e risolvi le "dissonanze" cognitive

Una dissonanza cognitiva si produce quando non c'è armonia fra quello in cui credi e quello che fai. E non parlo solo di massimi sistemi, ma anche di piccole cose. Per esempio al lavoro ti viene affidato un compito che seconda te non servirà a un bel niente.

O ti tocca studiare una materia secondo te inutile. O parlare con una persona sapendo che non otterrai nulla.
Per qualche motivo insomma ti senti costretto a fare delle cose in cui, a vari livelli, non credi.

Il primo passo per non procrastinare è proprio riconoscere in te stesso questo tipo di sentimento, e poi reagire in tre modi possibili:

**#1 Decidere di abbandonare il compito che devi fare.**

E nota che non dico "procrastinare ulteriormente", ma proprio decidere di non farlo. C'è una bella differenza! Nel primo caso infatti mantieni il loop cerebrale aperto, mentre nel secondo lo cancelli per sempre.
Naturalmente non è possibile fare ogni volta in questa maniera, perché abbiamo doveri verso noi stessi e verso gli altri. Ma quando è possibile, non esitare ad abbandonare il compito a se stesso, e ti libererai da un peso! Mentre procrastinare ulteriormente farà diventare il peso ancora più grande

**#2 Ri-esaminare la situazione e risolvere la dissonanza cognitiva.**

Questo significa fare un esercizio di flessibilità cerebrale per vedere la cosa da più punti di vista, fino a trovarne uno in cui essa diventa in qualche maniera sensata.

**# 3 Accettare la dissonanza cognitiva ma completare lo stesso il compito**

Se quello che devi fare non ha senso per te ma ce l'ha per qualcuno a cui tieni, puoi decidere di farlo lo stesso. In questo caso la dissonanza cognitiva viene eliminata dal fatto che il tuo nuovo scopo non è completare il compito, ma fare contento chi te lo ha assegnato, o qualcuno che trae un beneficio dal fatto che lo fai. Attenzione però! Questa scelta ha senso solo per le piccole cose. Se la applichi alle grandi cose, rischi di ritrovarti a vivere una vita che non vorresti.

Spesso si tende a procrastinare ciò per cui non si ha un limite di tempo, o per cui il limite di tempo è molto ampio, arrivando così all'ultimo momento utile. Si segue cioè il tipico detto "non fare oggi quello che puoi fare domani".

Ti faccio un esempio pratico: quando un professore entra in classe e dice "per fare questo esercizio ci vogliono venti minuti, ve ne do ventuno per consegnarlo", praticamente nessuno procrastina.

Se invece dice "ci vogliono venti minuti per fare questo esercizio, e avete una settimana di tempo per consegnarlo" stai sicuro che più del 50% delle persone aspetterà l'ultimo momento per iniziare a farlo.

Per questo motivo devi imparare a gestire il tempo. Ogni cosa che devi fare deve essere cioè programmata ed inserita in un calendario. E gli devi assegnare:

Il tempo secondo te necessario a farla
Il momento in cui inizierai a farla
Il momento in cui prevedi di terminarla.

Procrastinare ci fa soffrire, questo è indubbio. Rimangono dei loop cerebrali aperti, ci sentiamo in colpa, ci sentiamo ansiosi.

E come risultato si instaura una serie di sentimenti negativi che peggiora le cose.

Sapevi che, secondo alcune statistiche, l'80% delle volte in cui parliamo a noi stessi è per rimproverarci? E sai che non serve a niente?

Impara allora ad essere gentile con te stesso; il che non significa raccontarti bugie o essere indulgente.

Pensa ai genitori: c'è una grande differenza fra trattare un figlio con gentilezza e essere indulgente con lui!

Quando ti rendi conto che stai procrastinando non devi dirti né "bravo" né "in fondo va bene così", né trovare delle scuse, ma devi, con gentilezza, spronarti e motivarti. Come faresti con un figlio che si impegna poco in qualcosa. Castigarlo o aggredirlo non serve a niente, mentre può essere utile cercare di aiutarlo!

## Tattica numero 5: comincia e basta

La maggior parte delle persone tende a sovrastimare la quantità di motivazione necessaria ad iniziare qualcosa. Se per pensare di camminare 10 km ci vuole parecchia motivazione, uscire di casa con le scarpe da ginnastica ne richiede molta meno.

E spesso, una volta che sei fuori con le scarpe ai piedi, un passo dopo l'altro fai i 10 chilometri con meno sforzo di volontà di quello che immaginavi.

Per esempio:

Se vuoi fare esercizio in palestra, non devi avere da subito tutta la motivazione necessaria ad esercitarti per un'ora! Ti basta quella che serve per fare la tua borsa e andare fino alla palestra. Una volta arrivato lì, fare l'ora di esercizio ti verrà naturale.

Se devi pulire la casa, non hai bisogno da subito della motivazione necessaria a stare con stracci e scope in mano tutto il giorno. Ti bastano i primi 5 minuti necessari ad alzarti dal divano per prendere la scopa, e poi pulire ti verrà naturale

È quella che io chiamo la metafora del "tuffo nell'acqua fredda". Quando vuoi fare un'ora di bagno in piscina e, messo il piedino nell'acqua, senti che è fredda, ti passa un po' la voglia; ma sai anche che non dovrai resistere al freddo per un'ora. Basterà infatti superare lo scoglio del tuffarti, e dopo un minuto ti sarai acclimatato e fare il bagno risulterà piacevole e naturale.

Quindi, quando ti ritrovi a pensare cose come "aspetto domani a iniziare", o "inizio poi, perché sotto pressione lavoro meglio", impara a catalogare questi pensieri per quello che sono: segnali di allarme del fatto che stai procrastinando senza motivo, e che quindi vale la pena almeno provare a cominciare, e poi stare a vedere cosa succede.

## Tattica numero 6: fai un assessment dei costi

La tendenza a procrastinare ti allontana dai tuoi obiettivi, e quindi il suo costo può essere enorme.

Poiché però la procrastinazione dipende da una reazione emotiva negativa nei confronti di qualcosa che devi fare, attivare la parte razionale del tuo cervello per calcolare i danni che ti porterà può essere una buona strategia per sbloccarti.

Quindi, se stai procrastinando qualcosa, impara a prendere un foglio e una penna e a fare una lista di tutte le conseguenze negative che ne deriveranno. Magari non passerai un esame, o dovrai rinunciare a una vacanza, o perderai una promozione, o ti toccherà stressarti per finire lo stesso, facendo le ore piccole.

La procrastinazione può danneggiare la tua salute, il tuo lavoro, le tue relazioni, il tuo umore e il tuo portafoglio. Scrivendone su un pezzo di carta le possibili conseguenze negative rimarrai sorpreso tu stesso di quante sono, e sarà uno stimolo a procrastinare meno.

## Tattica numero 7: fatti amico il tuo futuro te

Questa è una piccola tattica psicologica che dipende da un fatto: non siamo bravi a predire le nostre emozioni future, e anzi, abbiamo una certa tendenza a farlo con eccessivo ottimismo.

O detta in altro modo, non siamo in grado di percepire realmente il peso delle conseguenze delle nostre azioni sul nostro "Io" futuro.

Come se il nostro "Io" futuro fosse un estraneo, e non una trasposizione temporale di noi stessi!

Quindi, anche se una cosa causerà delle conseguenze palesemente negative per il nostro "Io" futuro, tendiamo a non dargli la necessaria importanza.

Per evitare questa strana sensazione, ti consiglio due cose:

#1 Crea una proiezione mentale del tuo "Io" futuro, facendo una lista delle conseguenze positive e negative che gli porterà il fatto che tu oggi procrastini o meno.

#2 Inserisci le due liste, positiva e negativa, in una mail che mandi al te stesso futuro, con tanto di data e oggetto, e imposta un reminder per leggerla quando verrà il momento.

Questo ti permetterà di stabilire una vera e reale connessione fra passato e futuro, definendo dei chiari rapporti causa/effetto, e portandoti col tempo ad agire sempre meglio nel presente.

### Tattica numero 8: disconnettiti da internet

Abbiamo già visto questa strategia di base nel capitolo relativo alle distrazioni. Anche se distrazione e procrastinazione sono due cose diverse, ricorda che le distrazioni sono la legna ideale per il fuoco della procrastinazione.

Quindi, quando ti senti in umore di procrastinare, prima di ogni altra cosa elimina le distrazioni più ovvie, cioè cellulare e internet.

### Tattica numero 9: metti dei paletti

Alcuni compiti sono de-strutturati e poco definiti. Cerca allora di definirli esattamente rendendoli concreti: dove, quando e come ti ci dedicherai?

Un tipico esempio è "devo occuparmi di più della mia salute", o "devo dimagrire". Si tratta di intenzioni così generiche che alla fine non si concretizzano mai in azioni. Cerca allora di definirle nei particolari, e vedrai che sarà più facile non procrastinare.

Per esempio, se vuoi dimagrire, definisci:

- ✓ Che cosa intendi per dimagrire, dandoti un obiettivo misurabile (3 kg? 5kg? 10kg?)
- ✓ Che tempo hai per farlo (1 mese, due mesi, 6 mesi?)
- ✓ In che momento inizierai (Da lunedì? A marzo? Domani?)
- ✓ Con che metodologia (Andrai dal dietologo? Ti iscriverai in palestra?)

Dire semplicemente "devo dimagrire" è una sicura maniera per procrastinarlo per sempre.

Mentre dire "adesso chiamo il dietologo per fissare un appuntamento il prossimo giovedì alle 17, così dal giorno dopo comincio la dieta perché voglio dimagrire di 5 kg nei successivi due mesi" è la maniera corretta di iniziare a dimagrire davvero.

## Tattica numero 10: usa la procrastinazione come un segno

In generale, procrastiniamo meno se facciamo cose che ci interessano e piacciono. Quindi, se abbiamo una tendenza cronica e globale alla procrastinazione, forse è un segno di qualcosa di profondo che non va nelle nostre scelte.

Forse la vita che stiamo facendo è molto distante da quella che realmente vorremmo fare, o forse non sappiamo esattamente quello che vogliamo fare.

Si tratta insomma di un fenomeno più ampio di quella dissonanza cognitiva di cui abbiamo parlato prima. In questo caso infatti la dissonanza fra quello che desideri e quello che devi fare non è su una o poche attività, ma su molte, arrivando a coinvolgere il tuo intero modo di essere.

E le distrazioni che metti in mezzo per aiutarti a procrastinare non solo ti distolgono dai tuoi obiettivi, ma anche dal fatto che forse questi obiettivi non sono perfettamente allineati con quello che desideri veramente.

Se quindi sei un procrastinatore cronico, può valere la pena riconsiderare da capo gli obiettivi che ti sei dato, per capire se non siano essi il problema.

Per questo motivo, nella prossima parte ci dedicheremo proprio all'arte della definizione dei tuoi obiettivi.

# Capitolo 3
## Goal setting: l'arte di definire gli obiettivi.

Nella parte precedente abbiamo parlato di distrazioni e procrastinazione, e di come una delle principali cause di queste attitudini mentali possa essere il non sapere come stabilire correttamente i tuoi obiettivi.

Pensaci su: come fai a concentrarti bene su un obiettivo se esso è sfocato o addirittura sotto sotto non ti interessa?

In questo capitolo esploreremo dunque insieme il mio processo in 5 passi per definire e perseguire un obiettivo, piccolo o grande che sia, di breve o lungo termine.

Mentre nella sezione successiva ci occuperemo di come trovare la motivazione per iniziare il processo stesso che ti porterà a conseguire l'obiettivo in questione.

Ora, ho sviluppato un modello in 5 passi perché credo nella semplicità: 5 passi non sono tanti, e sono facili da ricordare. Però non devi saltarne neanche uno, e devi dedicare a ciascun passo le energie e il tempo necessari.

Se lo farai, ti garantisco che imparerai facilmente a strutturare e raggiungere qualunque obiettivo.

Ma se invece salti uno dei passi, o non gli dedichi le sufficienti energie, ti ritroverai con un "buco" nel tuo sistema, e tutto sarà più difficile.

## Passo 1: definisci ciò che desideri

Il primo passo è una evoluzione più completa della "tattica numero 9 per non procrastinare".

Là però si dava per scontato l'obiettivo, e ci occupavamo di vedere come fare a non rimandare le azioni che ad esso portavano.

Qui invece mettiamo in discussione l'obiettivo stesso, chiedendoci se hai le idee veramente chiare rispetto a quello che vuoi raggiungere.

Perché il tipo di obiettivo che ti dai ha come unico limite la tua immaginazione, può cioè riguardare qualunque sfera.

Puoi per esempio darti degli obiettivi che riguardano la tua università, il tuo lavoro, le tue relazioni sociali, i tuoi affetti, il tuo sviluppo personale ...

Ma quello che veramente importa non è il tipo di obiettivo che ti dai, ma se sei in grado rispetto ad esso di rispondere a tre semplici domande che lo riguardano.

Prima però di vedere insieme queste tre domande, scegli un obiettivo che in questo momento è per te importante, così da rendere questo esercizio concreto e pratico.

In questa maniera non guarderai alle tre domande in modo generico, ma specifico, pensando all'obiettivo che hai scelto.

Ora che lo hai scelto, considera le seguenti tre domande, e cerca di risponderti in maniera onesta:

#1 Che cosa desideri esattamente rispetto all'obiettivo scelto?

#2 Perché lo desideri?

#3 Quando intendi esattamente conseguire l'obiettivo che hai scelto?

Sembrano domande semplici e scontate, ma credimi che la maggior parte delle persone, quando pensa genericamente ai propri obiettivi, non è in grado di rispondere a nessuna di esse.
Ora, ascoltami bene: solo se riesci a rispondere in maniera onesta e articolata a queste tre domande sarai in grado di arrivare al cuore di quello che vuoi raggiungere, definendolo in maniera esatta, stabilendo perché è importante per te, e dandoti una scadenza di tempo precisa per realizzarlo.

Ricordi l'esempio che abbiamo visto nel precedente capitolo?
"Voglio dimagrire"!

Un obiettivo con questo livello di definizione è destinato ad essere rimandato per sempre. Che cosa intendi infatti per dimagrire? Perdere peso, certamente. Ma quanto? E forse non si tratta solo di perdere peso, ma di perdere grasso, e risparmiare la massa muscolare magra.

Ma perché vuoi perdere peso? Bellezza? Salute? Percezione di te stesso? Successo con gli altri?

Ed entro quando lo vuoi fare? Per l'estate? Da domani?

Rispondere in maniera onesta e articolata alla tre semplici domande di cui sopra ti permette di analizzare veramente i tuoi obiettivi, e quindi di fare il primo passo per costruire la mappa per raggiungerli.
E non devi rispondere "nella mente", ma per iscritto, in maniera tale che il "Cosa, Perché, e Quando" rimanga fissato su carta e tu possa continuamente tornarci su.

## Passo 2. Fai una analisi di congruenza

Ora che hai stabilito esattamente cosa vuoi raggiungere, la ragione per cui vuoi farlo, e il tempo in cui lo raggiungerai, devi fare una analisi di congruenza sull'obiettivo che ti sei dato. Devi cioè analizzare come si inquadra rispetto ai tuoi valori, alle cose in cui credi, alle tue priorità, al tuo stile di vita, e ad altri obiettivi che già ti sei dato e stai cercando di perseguire.
 Credimi che questo passo blocca moltissime persone. Magari hanno stabilito bellissimi obiettivi con tanto di

tempo per raggiungerli e ragioni per farlo, ma nel lungo termine non li perseguono per il semplice fatto che essi non erano in linea con aspetti chiave della loro personalità o del loro stile di vita.

Se non c'è armonia fra i tuoi obiettivi e quello che sei, non importa quanto ti sbatti o quanto dannatamente desideri una cosa: essa finirà per sfuggirti.

Questo non significa che se non c'è armonia fra i tuoi obiettivi e la tua personalità o stile di vita tu debba abbandonare l'obiettivo. Puoi infatti anche decidere di modellare la tua personalità o il tuo stile di vita. L'importante è che ne sei consapevole.

Ti faccio un esempio: se vuoi diventare un grande attore di teatro ma la tua personalità è timida e non ti piace parlare in pubblico, dovrai modellare diversamente questo aspetto del tuo carattere.

E questo modellamento diventerà uno degli elementi chiave del "COME" raggiungere il tuo obiettivo.

Mettiamo invece che sogni di fare una grade carriera in una multinazionale, cosa che implica lavorare moltissimo e viaggiare la maggior parte del tuo tempo.

Se contemporaneamente vuoi avere una vita famigliare soddisfacente, degli hobby, e mantenere i tuoi rapporti sociali con i vecchi amici, è evidente che c'è una distonia fra obiettivo e valori/stile di vita desiderato.

E quindi, di nuovo come prima, o rivedi l'obiettivo o rivedi i tuoi valori e il tuo stile di vita.

Il punto insomma è che tutti desideriamo "genericamente" magari diventare una rockstar, o ricchi, o famosi; ma poi, quando dobbiamo entrare nello specifico dello stile di vita o della personalità che servono per farlo, incontriamo delle distonie.

Rimanere fissati sull'obiettivo senza risolvere queste distonie significherà quasi sicuramente non raggiungerlo, e quindi rimanere frustrati.

Mentre rimodellare radicalmente la propria personalità e il proprio stile di vita per raggiungerlo può essere una operazione che presenta molti rischi.

Ora, io non posso consigliarti cosa fare rispetto ad ogni specifico obiettivo che ti dai. Ma ti posso garantire che, in una maniera o nell'altra, devi percorrere questo secondo passo e assicurarti che obiettivo e personalità/stile di vita siano o possano diventare congruenti.

E per farlo, anche qui c'è una lista di domande a cui devi rispondere per iscritto:

- ✓ Quest'obiettivo è in linea con i tuoi valori?
- ✓ Credi onestamente di poterlo raggiungere?
- ✓ È compatibile con lo stile di vita che hai o che desideri?
- ✓ Avrai bisogno di cambiare alcune tue priorità per raggiungere questo obiettivo?

✓ Se sì, sei disposto a farlo?
✓ L'obiettivo in questione è in conflitto con altri obiettivi importanti che ti sei dato?

Questo è il passo più spietato dei 5: perché se non c'è allineamento fra te e il tuo obiettivo dovrai o cambiare obiettivo o cambiare te stesso.

Se infatti l'obiettivo non è in linea con i tuoi valori e con quello in cui credi, non sarai in grado di prendere le decisioni necessarie per raggiungerlo. Devi quindi considerare se vale la pena rivedere il tuo sistema di valori.

Se invece non è in linea con lo stile di vita che desideri, non sarai in grado di trovare abbastanza tempo ed energie per raggiungerlo. Devi allora capire fino a che punto e per quanto tempo sei disposto a sacrificare il tuo stile di vita.

Se poi non credi veramente di poterlo raggiungere, la mancanza di fiducia in te stesso continuerà a condizionarti, allontanandoti così da esso. Devi allora cercare di superare la mancanza di fiducia, o abbassare l'asticella dell'obiettivo.

Se infine ti sei dato diversi obiettivi, e alcuni di essi sono in conflitto fra di loro, rischi di fallire in tutti. Devi quindi stabilire un ordine di priorità e fare delle scelte.

Il passo 2 insomma, è un passo di valenza "esistenziale", soprattutto se si tratta di obiettivi complessi e di lungo termine. O c'è armonia fra l'obiettivo e te stesso, o una delle due cose va rimodulata.

## Passo 3: fai l "ecology check" del tuo obiettivo

Questo passo in parte è simile al precedente, ma se ne distingue in maniera sottile.
Nel passo 2 infatti ti concentravi soprattutto su te stesso e sul presente, cercando di capire la congruenza di un determinato obiettivo rispetto a chi sei, a quello che desideri e a ciò in cui credi.

Qui invece consideri in modo più specifico le conseguenze nel futuro per te e per gli altri, sia in caso tu lo raggiunga, sia in caso che tu NON lo raggiunga.

Proprio per il fatto, visto nel capitolo precedente, che facciamo fatica a metterci nei panni dei "Noi stessi" futuri, non è facile completare bene questo passo.

Inoltre devi valutare le possibili conseguenze future non solo per te stesso, ma anche per gli altri. E veniamo così alle due domande di questa sezione:

#1 Quali persone verranno coivolte dalle conseguenze della mia scelta?

#2 Come verranno coinvolte? Positivamente, negativamente, o "non si sa"?

Per esempio, un ambizioso obiettivo di carriera ti può far passare meno tempo con i tuoi figli.

Nel punto precedente hai valutato come e se questo è in armonia con i tuoi valori, e magari hai trovato delle buone soluzioni.

Qui però ti devi chiedere come ne saranno condizionati i tuoi figli. Potrebbero soffrire perché ti vedono poco, ma d'altro canto, grazie al fatto che guadagni di più potresti offrire loro più possibilità e opportunità educative, come scuole o università di alto livello, o corsi di lingue.

Non sono decisioni facili, e non ci sono risposte giuste; l'importante però è che queste decisioni vengano prese con consapevolezza, per non rimanere sorpresi davanti alle conseguenze.

Per aiutarti a prendere le decisioni migliori, comincia allora a considerare le cose da un altro angolo, e parti da "adesso", cioè da quando ancora non hai iniziato la tua avventura verso l'obiettivo. Chiediti:

#1 Quali sono i lati positivi della mia situazione attuale?

#2 Raggiungere il mio obiettivo mi permetterà di mantenere gli attuali lati positivi?

In questa maniera cerchi di definire, prima ancora di iniziare, quello a cui rinunci quando cominci a concentrarti su un obiettivo.
Lo step successivo a questo punto è quello del "risk assessment.".

Definire cioè che cosa succede se, nonostante tutti gli sforzi, alla fine non raggiungi l'obiettivo.

Chiediti:
- ✓ Quali saranno le conseguenze per me stesso?
- ✓ Che cosa posso perdere nel non raggiungere l'obiettivo prefissato?
- ✓ Che cosa mi rimane se non lo raggiungo?
- ✓ Che effetti avrà sui miei cari il fatto di non raggiungerlo?

Non fare questo tipo di valutazioni può avere delle conseguenze drammatiche per te e per gli altri.

Ti faccio qualche esempio.

Magari hai 30 anni, un lavoro regolare e moglie e figlio di 6 mesi. Ma vuoi diventare il nuovo Steve Jobs, e decidi nei passi 1 e 2 che la cosa è fattibile e assolutamente in linea con i tuoi valori e le tue priorità.

Hai accettato anche il fatto che lavorerai moltissimo, ma hai pensato che sarà solo per i pochi anni prima di diventare ricco, e che alla tua famiglia dedicherai meno tempo ma di maggior qualità.

Così, ormai sicuro per il fatto di aver trovato tutte le risposte nei passi 1 e 2, lasci il lavoro e ti ipotechi la casa per lanciare la tua start up.
 E magari due anni dopo ti ritrovi senza aver raggiunto l'obiettivo, con i rapporti famigliari rovinati ed economicamente in mezzo a una strada.

O magari hai 20 anni e vuoi diventare un grande medico. L'università è impegnativa, e siccome non vuoi rinunciare alla tua vita sociale decidi che prendere anfetamine per studiare non ti disturba più di tanto.

Qualche anno dopo, a un passo dalla laurea, in un controllo casuale ti trovano con anfetamine e cocaina in macchina. A quel punto non ti daranno mai la licenza da medico, ti ritrovi con un reato penale sulle spalle, e ti sei rovinato una bella fetta della tua salute.

Esagero? Cose simili capitano tutti i giorni a chi non si fa tre domande fondamentali:

Quanto sto puntando sull'obiettivo che mi sono dato?
Cosa succede a me e ai miei cari se alla fine non lo raggiungo?
Ho predisposto una rete di salvataggio?

Affrontare la vita e cercare di perseguire i tuoi obiettivi come un giocatore d'azzardo al casinò, senza darsi dei limiti e senza immaginare un piano B, non solo è estremamente rischioso, ma in generale ti allontana dall'obiettivo stesso che ti sei dato.

### Passo 4: analizza i dettagli

Facciamo un riassunto: hai definito chiaramente il tuo obiettivo, è in linea con la tua personalità/stile di vita, sei conscio di quello a cui rinunci per perseguirlo, hai valutato i rischi che corri nel caso non lo raggiungi e hai predisposto un piano B.

È arrivato allora il momento per il quarto passo, quello in cui entri nei dettagli concreti che servono per raggiungerlo.

Questo significa:

**Analizzare** i potenziali ostacoli che puoi incontrare sul percorso

**Individuare** le risorse che ti serviranno per raggiungerlo

**Mettere in atto** le azioni necessarie per condizionare te stesso, l'ambiente e le persone che ti circondano in maniera tale che siano o diventino favorevoli

Per prima cosa, parliamo degli ostacoli che puoi incontrare.
Essi possono presentarsi sotto molte forme diverse, come persone, circostanze, eventi, paure, mancanza di conoscenza o di esperienza, e tante altre ancora.

Ma identificarli è un esercizio psicologicamente difficile, perché la maggior parte delle persone tende a mettere la testa sotto la sabbia quando si tratta di considerare future possibili difficoltà.

Preferiamo infatti concentrarci sui lati positivi, ma la verità è che prima o poi tutti ci troviamo improvvisamente di fronte a una difficoltà, ed averla prevista o meno può fare la differenza.

Prevedere possibili difficoltà non significa avere tutte

le risposte, proprio perché sono moltissimi i blocchi che si possono frapporre fra te e il tuo obiettivo.

Il punto è essere preparati al fatto che qualcosa andrà storto, anche se non si sa esattamente cosa. E questa consapevolezza ti da la forza psicologica per affrontare i problemi quando inevitabilmente arrivano.

Queste difficoltà possono essere interne o esterne.

Delle prime può far parte la paura di non farcela, o un periodo di bassa autostima, o la mancanza di specifiche conoscenze necessarie. Tutte cose che, fortunatamente, se ci pensi per tempo, potrai mantenere sotto il tuo controllo.

Per esempio, se parti con entusiasmo senza considerare neanche il fatto che a un certo punto potresti ritrovarti scoraggiato, è probabile che ti bloccherai.
Mentre scrivere su un foglio di carta il tuo "grande piano" per quando sarai scoraggiato, e tirarlo fuori al momento giusto, ti aiuterà a sbloccarti.
E questo "grande piano" non è altro che ciò che hai costruito nei precedenti 3 passi, così che leggendolo:
 Saprai qual è il tuo obiettivo, perché è importante, quando desideri raggiungerlo
Saprai che è in linea con i tuoi valori, lo stile di vita che desideri, le tue priorità
Saprai che hai messo in piedi una rete di salvataggio nel caso le cose andassero male
Saprai, infine, che il tuo momento di scoraggiamento o

paura non è niente di strano, l'avevi infatti previsto e messo in conto.

Questo ti permetterà di rifare chiarezza, che è ciò che si perde nei momenti di scoraggiamento/paura, e ripartire.

Per quanto riguarda gli ostacoli esterni invece, spesso si tratta di circostanze o eventi che dipendono solo marginalmente, o per niente, dal tuo controllo.

Anche in questo caso, ritornare al tuo "grande piano" iniziale ti permetterà di affrontare le cose con serenità. Invece di bloccarti, potrai dire:

"Come *prevedevo*, si è verificato un *evento imprevisto* che non posso controllare. Devo quindi trovare la maniera di girargli attorno"

Nota il gioco di parole: prevedere l'imprevisto! Non è affatto un controsenso: significa semplicemente *che sai che qualcosa capiterà, ma non sai cosa.* Non avrai quindi subito la risposta su cosa fare, ma avrai la mentalità giusta per trovare la risposta.

Una volta quindi che sei mentalmente preparato per affrontare gli ostacoli, è il momento di concentrarti sulle risorse di cui hai bisogno, rispondendo chiaramente e per iscritto alle seguenti domande:

Quali sono le risorse che ho già e che mi possono aiutare a raggiungere il mio obiettivo?
Quali ulteriori risorse che NON HO sono necessarie?

Come posso acquisire queste risorse che non ho?

Per esempio, quando ho deciso di scrivere il mio primo libro mi sono fermato per un attimo proprio su questo punto: non avevo infatti idea di come pubblicarlo. Così, già durante la prima stesura del libro, ho attivamente trovato il modo per risolvere questo problema.

Conosco invece molti aspiranti autori che hanno dedicato mesi alla stesura del loro libro senza considerare nel frattempo la risorsa cruciale, cioè "come pubblicarlo", con il risultato di aver investito mesi di lavoro per poi bloccarsi con il loro libro nel cassetto.

Così come molti, di questi tempi, cominciano un blog senza aver dedicato il tempo necessario ad acquisire le risorse tecniche che servono per gestirlo. Con il risultato che dopo qualche articolo, aumentando la complessità di gestione e le esigenze (grafica, mailing list, security, etc.), si ritrovano bloccati.


Attenzione però! Acquisire le risorse non significa necessariamente che devi essere in grado di imparare tutto e fare tutto da solo.

Quello che ti serve però è conoscere e avere accesso a chi ha la risorsa specifica che ti serve.

E così, per esempio, per pubblicare un libro non serve possedere una casa editrice, e per gestire un blog non è necessario saper programmare. Basta conoscere e avere accesso a qualcuno che abbia quelle risorse.

In quest'ottica è fondamentale valutare l'ambiente in cui attuerai i tuoi sforzi per raggiungere l'obiettivo.
Se tu, per esempio, sei pieno di risorse, ma non lo è l'ambiente in cui sei, allora raggiungere l'obiettivo sarà molto difficile.
Ti sei mai chiesto per esempio perché il 90% delle start up tecnologiche di successo non solo vengono dagli Stati Uniti, ma addirittura da una determinata area geografica all'interno di essi, tutto sommato abbastanza piccola, che si chiama Silicon Valley? Proprio perché là si concentrano risorse che altrove sono indisponibili.

Se per esempio hai un'idea per una App eccezionale ma vivi in qualche piccola città europea, il tuo accesso a fondi di investimento, programmatori esperti, partners, mercato, è molto limitato. Se poi non parli neanche l'inglese le tue possibilità di successo sono veramente poche, non importa quanto sia buona l'idea di App che hai avuto!

Se invece hai l'idea per una App anche non fantastica, ma vivi nella Silicon Valley, potrai partecipare ai round dei fondi di investimento, potrai cercare partner esperti che ti aiutino a migliorarla, potrai trovare programmatori eccezionali per svilupparla! Avrai insomma più possibilità di successo già solo per il semplice fatto di vivere là.

È cruciale quindi che l'ambiente in cui sei sia in grado

di supportare il tuo obiettivo, sotto forma sia di persone che di risorse tecnologiche ed economiche.

E questo vale anche per le piccole cose: se in casa tua non c'è un ambiente tranquillo per studiare e organizzare il tuo lavoro, laurearti sarà più difficile.

Se vuoi fare il medico ma nella tua città non c'è l'Università, dovrai trasferirti.

Se vivi a 100 km dall'azienda in cui vuoi fare carriera, spostarti tutti i giorni da casa a lavoro sarà un grosso problema per il raggiungimento del tuo obiettivo, e dovrai trovare una casa più vicina.

Se hai un esame importante domani e i tuoi amici continuano a chiamarti al telefono, non riuscirai a trovare la concentrazione necessaria per ripassare.

Se il gruppo di studio con cui prepari gli esami è scarso e pigro, anche tu imparerai poco; mentre se ne scegli uno di persone preparate e determinate, anche tu studierai meglio.

Qualunque sia quindi il tuo obiettivo, devi valutare seriamente come e se l'ambiente che ti circonda lo supporta.

Poniti quindi le seguenti domande:

- Se pensi al tuo ambiente, in quale maniera ti aiuta e in quale maniera ti ostacola?

- Le persone che ti stanno intorno, ti supportano nel raggiungere i tuoi obiettivi?
- Come, in che misura, e in quanto tempo puoi modificare alcuni fattori chiave dell'ambiente e delle persone che ti circondano?

Ricorda che è più facile raggiungere il tuo obiettivo se l'ambiente che ti circonda ti motiva, ti ispira e ti supporta. Un ambiente di questo tipo "cospira" per il tuo successo, nel senso che tutto ti spinge in quella direzione.

Per contro, esistono ambienti e persone "tossiche", che in tanti modi diversi danneggiano le tue possibilità di raggiungere i tuoi obiettivi.

Per questo motivo devi imparare ad essere lucido e spietato: se l'ambiente in cui sei e le persone che ti circondano danneggiano i tuoi obiettivi, o metti de parte/cambi il tuo obiettivo, o cambi l'ambiente e le persone. Il che spesso può significare "raffreddare" o rompere amicizie, e magari fare le valigie e andare altrove.

## Passo 5: studia il fattore tempo

Già nel punto 1 abbiamo parlato del "quando". Il tuo obiettivo cioè, per essere concreto, deve avere dei tempi. Non solo il "tempo finale", che è quello in cui raggiungerai l'obiettivo. Ma anche tutto quello che c'è prima e in mezzo.

48

L'esercizio che devi fare in questo passo 5 non è andare a dettagliare eccessivamente tutti gli step che ti porteranno verso l'obiettivo, ma fare un macro-piano di quelli fondamentali. Questi passi fondamentali si chiamano "milestones", cioè pietre miliari.

Se per esempio hai individuato come elemento cruciale l'acquisizione di determinate capacità tecniche, scriverai sul piano entro quando le devi acquisire.

Se invece sei un impiegato di livello 5 e vuoi diventare dirigente, dovresti magari scrivere sul piano quando vorresti diventare livello 6, e poi 7.

Più un obiettivo è vicino e raggiungibile, più è facile concentrarti su di esso; più è lontano e irraggiungibile, più è difficile focalizzargli sopra la tua concentrazione

L'idea quindi è quella di identificare step intermedi su cui concentrarti, sia per poter avere un feedbcak periodico che ti permetta di capire se sei in linea col grande obiettivo, sia perché gli step intermedi sono meno intimidanti del grande obiettivo finale.

In un momento di difficoltà per esempio è molto meglio focalizzarsi su quanto ti manca per raggiungere il successivo passo che su quanto ti manca per raggiungere l'obiettivo finale.

È la tecnica dei maratoneti quando vanno in crisi: mica pensano a quanto gli manca per raggiungere il traguardo, pensano solo quanto gli manca per il successivo kilometro. E raggiunto il successivo kilometro, spesso la crisi è passata.

Ora che hai chiari i 5 passi che ti permettono di definire i tuoi obiettivi e prepararti al meglio per raggiungerli, è il momento di mettere un po' di benzina nella macchina e partire.

Questa benzina si chiama motivazione.

# Capitolo 4
## Trova la Motivazione

Non sempre è strettamente necessario essere motivati per raggiungere i propri obiettivi. Ci sono persone che sono capaci di andare avanti grazie alla mera volontà, e di raggiungere i loro obiettivi grazie alla "forza bruta" della loro determinazione.

In ogni caso, raggiungere un obiettivo in questa maniera è più difficile e faticoso. Mentre la motivazione rende tutto più semplice, divertente e piacevole.

Mentre la forza di volontà infatti ti spinge, la motivazione ti tira, e quindi trovarla è un passo fondamentale per rimanere concentrato sui tuoi obiettivi e raggiungerli uno dopo l'altro.

Ma trovare e mantenere la motivazione non è facile! Infatti ogni piccola e grande difficoltà che incontri sul tuo cammino smorza continuamente l'entusiasmo con cui hai iniziato.

Ormai però, dovresti aver imparato dai precedenti capitoli che è possibile agire sulle nostre emozioni e sulla nostra psiche con piccole tattiche in grado di condizionare come ci poniamo rispetto alle cose.

E fortunatamente, questo è possibile anche quando si tratta di trovare e mantenere la motivazione.
Vediamo insieme alcune tattiche:

## Pensa in grande, agisci in piccolo

Pensare in grande rispetto al tuo obiettivo ti aiuta a formare la "big picture", la visione d'insieme, e ti fa apprezzare appieno tutte le opportunità e le possibilità che hai di fronte.

Questo è fonte di grande ispirazione e motivazione, ma se non viene accompagnato da piccole azioni verso l'obiettivo si trasforma rapidamente in un sogno irrealistico che non realizzerai mai.

A tutti piace pensare in termini di grandi obiettivi e grandi risultati, perché è una cosa che ti fa sentire bene.

Ma contemporaneamente è facile, a un certo punto, sentirsi schiacciati dalla grandezza stessa dell'obiettivo, e dalla distanza che te ne separa. Per questo motivo, come abbiamo visto nel capitolo precedente, il tuo "grande piano" deve avere degli step intermedi che dipendano da piccole, concrete azioni.

In questa maniera sei in grado di mantenere la motivazione più a lungo, e con meno fatica.

### Rendi i tuoi obiettivi divertenti e impegnativi.

Il fattore divertimento è molto importante: per rimanere concentrato sui tuoi obiettivi essi devono essere interessanti e appassionanti.

Per esempio, hai mai giocato alla playstaion? La maggior parte delle persone lo ha fatto almeno una volta. O magari giochi a scacchi, o a carte, o a calcio, non importa.

Pensa però per un attimo ai giochi che preferisci: sicuramente non sono facili, anzi, probabilmente sono fra i più difficili a cui hai giocato.

E ad appassionarti e divertirti è proprio il fatto che costituiscono per te una sfida.

Se sei un giocatore di tennis, o di schacchi o di World of Warcraft, la cosa peggiore che può capitarti è dover giocare con qualcuno veramente scarso: ti annoi terribilmente perché non ti pone nessuna sfida.

Da questo punto di vista, gli obiettivi che ti dai nella vita non sono molto diversi dai giochi che ho menzionato, almeno quando si tratta di passione e divertimento. E quindi, se non sono un minimo difficili non sono neanche motivanti, perché non ti richiedono di andare oltre e di impegnarti veramente.

Allo stesso tempo però, i tuoi obiettivi non devono essere troppo difficili: se non sia giocare a scacchi e giochi contro un campione non è più una sfida, è solo frustrante. Così come è frustrante inseguire un obiettivo irraggiungibile.

Quindi, quando stabilisci i tuoi obiettivi, presta attenzione al fattore divertimento, e chiediti:

- ✓ Posso rendere questo obiettivo divertente e appassionante?
- ✓ Posso trasformarlo in qualche maniera in una sorta di gioco?
- ✓ Se è troppo difficile, come posso renderlo abbordabile?
- ✓ Che cosa vinco?

Se riesci a porti degli obiettivi che non siano né troppo facili né troppo difficili, e trovi il sistema di renderli simili a un gioco, avrai sicuramente un pizzico di motivazione in più.

Per esempio, se prepari un esame, non pensare al giorno dell'interrogazione, ma spezzetta l'attività di studio in tanti pacchettini di sfide con te stesso: "finirò il capitolo 5 in 30 minuti", "imparerò quella sequenza di molecole mentre vado in bus all'università" " farò 20 pagine di schemi prima di sera".

Datti insomma piccoli obiettivi con delle regole e un tempo per ottenerli: non a caso infatti regole e tempo sono una caratteristica tipica di quasi qualunque gioco.

### Concentrati sugli aspetti critici

Mentre insegui i tuoi obiettivi, è facile farti intrappolare dai dettagli focalizzandoti su attività che ti portano poco valore nel lungo termine.

Quindi, se poco fa abbiamo detto di pensare in grande ma anche di focalizzarti su piccole attività concrete, adesso scopriamo un'altra caratteristica essenziale che devono avere queste piccole attività: il valore.

Soprattutto nei progetti/obiettivi complessi è facile, per la quantità di cose che ci sono da fare, perdere molto tempo nel fare quelle meno importanti.

Il problema è che le attività poco importanti non ti danno la percezione di progredire, e questa mancanza di risultati uccide la motivazione!

Analizza quindi le tue attività secondo il principio di Pareto, o principio 80/20.

Pareto era un economista italiano che individuò la legge empirica per cui "l'80% delle conseguenze sono frutto del 20% delle cause, e viceversa".

Questo significa, in pratica, che esistono alcune attività chiave che danno la maggior parte del risultato che vuoi ottenere; e una miriade di altre attività che invece contribuiscono al risultato solo in maniera marginale.

Eppure moltissime persone, quando lavorano o studiano, non destinano le loro energie e il loro tempo secondo il principio di Pareto, ma lo fanno un po' a caso, secondo l'umore o l'urgenza del momento. Dimenticando che quello che è urgente non è detto che sia importante!

Quindi, fermati ogni tanto durante la giornata e chiediti:

✓ Sto dedicando il mio tempo a un'attività critica o a una secondaria?

✓ Questa attività, di quanto mi avvicina al mio obiettivo?

✓ Come potrei occupare meglio il mio tempo in questo momento?

✓ Come potrei occupare meglio le mie energie?

## Trova e fissa l'ispirazione

Motivazione e ispirazione tendono ad andare mano nella mano. E quindi è importante capire come puoi mantenerti "ispirato" attraverso il lungo viaggio che ti porta verso il tuo obiettivo.

Fai per esempio un bel cartello, appendilo nella tua stanza o nel luogo dove lavori, e scrivigli sopra idee e frasi che ti ispirano

Porta sempre dei post it con te! E prendi l'abitudine di annotare qualunque frase o idea che durante la giornata sia stata in grado di inspirarti.

Perché vedi, l'ispirazione è proprio un soffio, e da lì deriva il suo nome; come arriva passa molto rapidamente.

E può venire sotto diverse forme: magari è una frase che ti motiva, facebook ne è piena. Oppure è un'idea improvvisa che mette il tuo obiettivo sotto una luce diversa, o ti suggerisce una possibile strada per raggiungerlo meglio e più velocemente.

Per queste ragioni devi imparare a fissarla su carta appena la percepisci.
Cogliere l'attimo fissandolo sulla carta deve diventare per te una abitudine.

Credimi che molte persone si ritrovano a fine giornata con la assoluta consapevolezza di aver avuto dei momenti di vera ispirazione! Ma non avendoli fissati su carta, non ricordano più esattamente di che cosa si trattasse. Non fare anche tu questo errore.

### Crea il senso d'urgenza

Il "senso d'urgenza" è un elemento fondamentale per mantenere la motivazione nel lungo termine. Se lavori in questa maniera ti senti più vivo, percepisci meglio lo scopo di quello che fai, e ti concentri di più.

Quante volte stai davanti al computer o a un libro mollemente, come se avessi tutto il tempo del mondo? E ogni volta che lo fai ti senti apatico, poco motivato, e finisci spesso per non renderti più conto esattamente del perché sei lì.

Ancora una volta il tuo alleato per creare il senso di urgenza sarà l'orologio: invece di sederti con calma come se avessi tutto il tempo del mondo, impara a dare a ogni tua attività dei tempi un poco ridotti rispetto a quelli che ritieni necessari.

In questa maniera la renderai più sfidante (ricordi il punto 1?) e sarai stimolato a sentire il "senso d'urgenza" che ti tiene attento e motivato.

Anche in questo caso, usa il senso della misura: se il tempo è un po' ridotto crei il senso d'urgenza e l'attività diventa sfidante e motivante.

Se però il tempo che ti dai è troppo ridotto, invece del senso d'urgenza crei il senso di emergenza, e l'attività diventa stressante e preoccupante.

### Usa un "accountability partner"

Finora abbiamo messo un bel po' di carne al fuoco, e hai diverse strategie e tattiche da implementare per evitare le distrazioni, rimanere concentrato, raggiungere i tuoi obiettivi, motivarti.

Ma quanta fiducia hai nel fatto che le attuerai tutte e sistematicamente? Sei in grado di fare una promessa di affidabilità verso te stesso?

Per la maggior parte delle persone mantenere promesse verso sé stessi è difficile, poiché la difficoltà di farlo è inversamente proporzionale alla facilità con cui trovano scuse per sé stessi.

Senti per esempio che quel giorno non hai tanta voglia, e decidi di rimandare a quello dopo; o magari non vuoi fare una cosa e trovi delle scuse per giustificarti e decidere che "è meglio così".

Si tratta di tendenze psicologiche naturali, che devi imparare a contrastare.

E per farlo non c'è niente di meglio che fare le tue promesse non solo a te stesso, ma anche ad altri.
Questo ti aiuta a mantenerle, perché in caso contrario dovrai non solo trovare qualche giustificazione per te stesso, cosa facile, ma anche per l'altra persona.

Scegli quindi una o più persone di cui ti fidi e a cui vuoi bene, e condividi con loro il tuo obiettivo, non solo di lungo termine, ma nei dettagli. In maniera tale che se non stai progredendo non sia solo tu a saperlo, ma anche loro.

Questo non significa che queste persone debbano diventare per forza parte del tuo progetto o del tuo obiettivo; saranno semplicemente "testimoni" di quello che fai.

Ti faccio un esempio: se decidi di smettere di fumare ma lo dici solo a te stesso, è facile che troverai una scusa per accenderti continuamente un'altra sigaretta. Mentre se per esempio annunci il tuo progetto a tua moglie, ti verrà difficile e anche un po' umiliante presentarti due ore dopo con una sigaretta in bocca.

Attenzione però! Questa strategia presenta un rischio: quello di ritrovarti a dover mentire per nascondere la tua mancanza di affidabilità alle persone con cui hai condiviso il progetto. E questo ti infila in un circolo vizioso di bassa autostima che non farà che danneggiare il tuo obiettivo.

Quindi, prometti! Ma prima di farlo, pensaci bene.

# Capitolo 5
## Scopri il "momentum"

Ogni progetto ha una sua inerzia iniziale molto difficile da vincere.

Immagina un razzo che deve essere spedito verso la luna: c'è una fase critica, quella del lancio, in cui bisogna superare una certa soglia molto alta di energia, e poi mantenerla per un po', fino a quando poi il razzo procede in maniera più facile e fluida.

Il conseguimento di un obiettivo, soprattutto se complesso e articolato, segue la stessa legge con cui si lanciano i razzi, e ha bisogno dunque di una prima fase molto intensa di slancio.

Diversamente la sua traiettoria "curva verso il basso" molto rapidamente, e ti riporta al punto di partenza. Con probabile schianto.

Molte persone falliscono in tutti i punti che abbiamo visto nei capitoli precedenti proprio perché partono in maniera troppo morbida: e di fatto i loro progetti affondano prima ancora di decollare veramente.

È cruciale quindi che impari a costruire e mantenere lo slancio iniziale per il tempo più lungo possibile.

Un elemento fondamentale dello slancio iniziale è la motivazione, e abbiamo visto nel capitolo precedente un po' di tattiche per trovarla e mantenerla.

Ma non puoi fare affidamento solo su di essa, perché è normale che vada e venga. Hai bisogbo invece di fare dei cambiamenti più strutturali:

Costruisci nuovi rituali e abitudini:

Come abbiamo visto, una volta che hai analizzato e stabilito il tuo obiettivo, è il momento di partire, e devi farlo di slancio. La prima cosa per farlo è mettere in essere delle nuove abitudini e dei nuovi rituali che siano funzionali all'obiettivo.

E non solo. Devi anche rinunciare a quelle abitudini e a quei rituali che danneggiano il raggiungimento dell'obiettivo. Comincia quindi con un po' di analisi, domandandoti:

- ✓ Quali sono le mie abitudini e miei rituali quotidiani?
- ✓ Supportano il mio obiettivo o lo danneggiano?
- ✓ Come lo supportano, nello specifico?
- ✓ Come lo danneggiano, nello specifico?
- ✓ Che cambiamenti devo fare per raggiungere l'obiettivo?

Rispondere a queste domande, come sempre per iscritto, ti darà qualche sorpresa e qualche consapevolezza in più. Spesso infatti non ci rendiamo neanche conto di quali e quante cose inutili o dannose facciamo in maniera automatica. E cambiarle non è facile.

Se per esempio lavori e vuoi prendere una seconda laurea, dovrai probabilmente cambiare le tue abitudini e svegliarti due ore prima ogni mattina per studiare.

E sarà una piccola rivoluzione nella tua vita, perché si porterà dietro tanti altri cambiamenti: dall'ora in cui vai a dormire alle tue abitudini sociali, da quello che mangi a quanto sport fai.

Se vuoi perdere 5 kg dovrai invece fare una dieta e inserire una attività sportiva durante la giornata, e magari per poterlo fare bene dovrai smettere di fumare, se sei un fumatore.

Gli esempi possono essere moltissimi, ma il principio da comprendere è sempre lo stesso:

*è impossibile introdurre un nuovo obiettivo nella propria vita pensando di mantenere le proprie abitudini inalterate.*

Quindi, stabilisci le vecchie abitudini da perdere e le nuove da prendere, e poi introducile nella tua routine quotidiana il più in fretta possibile.

### Fai un piano giornaliero

Svegliarsi senza avere un'idea chiara di quello che farai, in quel dato giorno, per raggiungere il tuo obiettivo, è sicura garanzia di procedere lentamente o non procedere affatto.

Quindi ogni giorno ti devi svegliare con un piano, e devi mantenerlo davanti a te durante la giornata, per tracciarne i progressi e motivarti.

Basteranno dei semplici post-it da appendere nei luoghi in cui vivi e ti muovi: cucina, stanza da letto, bagno, ufficio. Più spesso riesci a ricordare a te stesso che cosa devi fare durante la giornata, più facile sarà rimanere focalizzato sull'obiettivo.

### Rivedi il piano giornaliero

Un altro elemento chiave per progredire velocemente è rivedere regolarmente i tuoi piani e obiettivi. È un po' come pesarsi tutti i giorni: ti permette di fare da subito valutazioni e correzioni, senza ritrovarti di colpo con 5 kg in più e non sapere quando è successo o avere fatto qualcosa per impedirlo.

Inoltre, darti un feedback giornaliero ti permette di capire continuamente e tempestivamente che cosa sta funzionando e che cosa no, e quindi di fare gli opportuni aggiustamenti alla tua strategia.

### Mantieniti flessibile

Ok, sembra strano che dopo averti detto di fare un piano giornaliero e rivederlo quotidianamente, adesso ti dica di essere flessibile. Il problema è che le cose non vanno mai come hai programmato, nel bene e nel male.

Potrebbero quindi emergere nuove necessità o idee, così come certe strade o strategie potrebbero rivelarsi dei vicoli ciechi, o eccessivamente ambiziose, o troppo conservative.

Quindi, è vero: hai fatto un piano! Ma questo non significa che questo piano non possa essere cambiato, soprattutto se te lo richiedono le circostanze. Insomma, ti devi barcamenare nella difficile arte di non deragliare continuamente dai piani, e allo stesso tempo di non diventare testardo contro ogni evidenza.
Entrambe queste cose infatti possono bloccarti, facendoti perdere il momentum.

In generale, secondo me, un 20% di cambiamento nei propri piani è fisiologico, accettabile, e tutto sommato desiderabile. Quando invece i cambiamenti diventano troppi, magari avvicinandosi al 50%, comincio ad avere dei dubbi sulla bontà originale del piano medesimo: probabilmente non era stato fatto con la necessaria precisione.

Così come quando i cambiamenti sono troppo pochi, è probabile che per testardaggine si stiano trascurando delle occasioni.

### Analizza i tuoi progressi ponendo domande specifiche

Tutte le volte che qualcosa non va come hai pianificato, non devi né demoralizzarti né frustrarti. Invece, siediti e fatti delle domande specifiche per capire la situazione:

- ✓ Che cosa è successo?
- ✓ Perché è successo? Quali ne sono state le cause?
- ✓ Quali sono le conseguenze?
- ✓ Con quali risorse risolvo la situazione?
- ✓ Che lezione ho imparato?
- ✓ Ci sono delle opportunità in questa situazione apparentemente negativa?
- ✓ Come posso evitare che ricapiti?

Come vedi, si tratta di domande specifiche e focalizzate ad esplorare il problema e trovare soluzioni, considerandolo da diversi angoli e prospettive. In questa maniera eviti di stagnare sul problema stesso, e trovi la maniera di superarlo o addirittura di trasformarlo in una opportunità che ti dia ancora più slancio.

### Celebra le piccole vittorie

È un semplice e gradevole rituale che ti mantiene motivato e ispirato nel lungo termine.

Attenzione però: celebrare le vittorie non significa aprire lo champagne e andartene in vacanza ogni volta che hai completato una piccola azione o raggiunto un qualche obiettivo intermedio. Questo sarebbe infatti controproducente, dandoti l'illusione di aver raggiunto i tuoi obiettivi quando invece ne sei ancora lontano.

Significa invece dare atto a te stesso, con un piccolo gesto, che hai raggiunto uno step importante che ti permette di avanzare verso l'obiettivo finale.

Hai completato tutte le attività che avevi pianificato per la giornata? Siediti sulla tua sedia preferita, rilassati, e compiaciti per un attimo del fatto che sei stato bravo.

Hai raggiunto un importante step intermedio? Prenditi una giornata di riposo e vai al cinema, o al tuo ristorante preferito.

L'importante è trovare una maniera per "farti sentire bene", così da associare il raggiungimento del tuo obiettivo non solo alla fatica della giornata, ma anche alla sensazione positiva e gratificante che ne deriva.

Questo ti farà sentire meno la "fatica", a ti aiuterà a mantenere lo slancio ben al di là di quanto tu potessi pensare.

# Capitolo 6
## Perché tutto cospiri a tuo favore

Quelli che abbiamo visto finora sono gli aspetti fondamentali necessari a trovare e mantenere il focus sui tuoi obiettivi.

Ci sono però altri aspetti, a corollario dei fondamentali, sui quali vale la pena lavorare. Il principio che ne sta alla base è sempre lo stesso: fare sì che tutto cospiri, anche i dettagli, a mantenerti concentrato sull'obiettivo finale.

Vedremo quindi:

- ✓ Come organizzare il luogo o i luoghi dove studi/lavori
- ✓ Come ottimizzare tempo ed energia
- ✓ Come utilizzare paure e preoccupazioni a tuo vantaggio

### Come creare l'ambiente di lavoro adatto

Il luogo dove lavori o studi dovrebbe essere la tua war room, cioè il quartier generale dal quale emanano tutte le azioni necessarie a raggiungere i tuoi obiettivi.

E come tale deve essere organizzato: funzionale, essenziale, comodo ed efficace.

Eppure, dopo aver fatto coaching a tantissimi studenti e manager, mi sono spesso reso conto che l'ambiente dove studiano e lavorano è uno dei posti meno efficaci per conseguire i loro obiettivi.

Il problema è che, passando tanto tempo in un posto, vi si accumulano dentro tutti i nostri difetti e le nostre preoccupazioni, sotto forma di disordine, cose non fatte, cose inutili, o cose utili nel posto sbagliato.

Di seguito, vediamo insieme alcuni trucchetti per organizzare al meglio il tuo luogo di lavoro:

### #1 Utilizza oggetti inusuali

L'ambiente in cui stai deve stimolare la tua creatività ed evitarti la noia. Quindi, accanto ai classici raccoglitori e portapenne, prova ad aggiungere uno-due oggetti inusuali che diano all'ambiente un suo carattere un po' più marcato.

Io per esempio ho sulla scrivana un pentolino da latte, di quelli che dovrebbero stare in cucina, e durante la giornata ci butto dentro i post-it su cui annoto le mie idee.

Le lascio nel pentolino a "bollire" (metaforicamente) per tutta la giornata, e ogni volta che finisco una sessione di lavoro lo svuoto, rivedendo quello che ho scritto, e trascrivendo sul mio giornale di bordo quelle idee che, dopo la bollitura, penso valga la pena tenere.

Il pentolino non solo da un "tocco" inequivocabile alla mia scrivania, ma rappresenta anche un aspetto importante del mio lavoro perché è, appunto, il luogo dove lascio le mie idee a maturare, prendere forma, ed eventualmente anche morire.

## #2 Individua i luoghi dove sei più produttivo, e cerca di mimarne le caratteristiche chiave

Spesso capita di dover spostare la tua postazione di lavoro durante la giornata. Da casa a questa o quella aula studio universitaria, o all'ufficio, o al caffè dietro l'angolo. E sicuramente ci sono posti dove lavori meglio che in altri.

Cerca allora di capire che cosa ti rende più concentrato in un posto rispetto ad un altro, e riproducine per quanto possibile le caratteristiche quando non ti ci trovi.

Io per esempio a casa mia, dove lavoro meglio in assoluto, ascolto musica a volume bassissimo: e così, dovunque io vada, mi porto dietro le cuffie per ascoltare musica e ricreare almeno parzialmente l'ambiente dove mi trovo meglio

## #3 Procurati i ferri del mestiere

Post-it, evidenziatori, penne di due diversi colori, organizer, raccoglitori, quaderni: scegli un intero set di questi strumenti di base, ed usalo correttamente.

A parte i post-it, non devi avere nessun altro tipo di foglio volante. Se no è inevitabile che lo perderai.

Diverse materie o diversi progetti devono stare in diversi quaderni e raccoglitori.

Sia che tu tenga quaderni e raccoglitori sulla scrivania, nel caso non siano più di 4, sia che usi uno scaffale, per tutti quelli che eccedono il numero di 4, ogni cosa deve essere sistemata a seconda della frequenza di utilizzo.

Quello che usi più spesso deve essere più accessibile, e quello che usi meno spesso meno accessibile. E ogni cosa deve tornare al suo posto a fine giornata. Sembrano dettagli, ma è con questi tipo di dettagli che si costruisce una mentalità organizzata e produttiva.

## # 4 Se usi tanta tecnologia, occhio ai cavi!

Questo segreto me lo ha insegnato un amico che fa trading online, e che quindi fra schermi multipli, computer e telefonini, ha un intero arsenale tecnologico sulla scrivania.

I cavi tendono ad incasinarsi, cosa non solo scomoda, ma anche disturbante per il tipo di mentalità di cui il tuo ambiente di lavoro deve essere specchio.

Organizza e "pettina" per bene i cavi degli strumenti tecnologici che usi sulla scrivania: lo fai una volta e ti togli di torno un problema per sempre.

Vedi, magari perdi 2 minuti al giorno a sbrogliare il cavo del telefono, e non sembra una gran cosa. Ma è indubbio che quei due minuti, moltiplicati per 365 giorni all'anno, creano un certo attrito nel flusso del tuo lavoro. E per evitarlo basta risolvere la cosa una volta per tutte e liberarsi del problema per sempre.

## # 5 Organizza le tue comunicazioni verso l'esterno

Il posto dove lavori è il tuo quartier generale, e da là partono e arrivano tutte le tue comunicazioni verso l'esterno. Anche esse però, non devono venir gestite in maniera random, ma devono essere organizzate. Se non lo fai, perdi tempo prezioso e rischi anche di perdere informazioni.

Per questo motivo, come abbiamo visto in un capitolo precedente, è fondamentale che comunichi con l'esterno non "a braccio", ma in periodi della giornata prestabiliti da te.

Inoltre, per quanto riguarda le mail, è necessario che le organizzi per aree tematiche o per persone. Diversamente, ti ritroverai dopo qualche tempo a perdere mezz'ora al giorno solo per cercare vecchie mail o ricostruire la loro cronologia.

## # 6 Organizza il tuo spazio in maniera ergonomica

Se devi stare seduto tutto il giorno, devi assolutamente rendere il tuo posto di lavoro ergonomico. Non è solo una questione di focus, è una questione di salute!

La tua sedia deve avere le seguenti caratteristiche:

- ✓ Un cuscino confortevole
- ✓ Braccioli su cui riposare le braccia
- ✓ Altezza regolabile, in maniera che i tuoi piedi appoggino piatti sul pavimento, e le tue cosce siano parallele al pavimento medesimo. Inoltre le braccia devono essere all'altezza del tavolo.
- ✓ Schienale con angolo di inclinazione regolabile, e supporto lombare.

Ora, si tratta di cose da una parte ovvie, ma dall'altra estremamente sottovalutate. E infatti forse neanche il 20% delle persone le mette in pratica.

Il problema, come dicevo, riguarda certamente la concentrazione: infatti senza una sedia e una posizione comoda ti muoverai di qua e di là tutto il tempo.

Ma riguarda anche e soprattutto la tua salute: ore al giorno di cattiva postura, moltiplicate per mesi e anni di lavoro, avranno un effetto devastante sulle tue articolazioni e sulla tua schiena.

Veniamo adesso alla tua scrivania: metti il computer esattamente di fronte a te, con la parte superiore dello schermo una decina di centimetri al di sotto dello sguardo, in maniera che l'inclinazione della testa quando ci lavori sopra non sia né troppa né poca. Il mouse deve stare il più vicino possibile al computer e devi poterlo utilizzare con il braccio flesso sul gomito a 90 gradi.

Anche tutto il resto degli oggetti, per lo meno quelli che usi spesso, devono essere facilmente raggiungibili, in modo da non dover stirare eccessivamente la schiena.

Come ottimizzare tempo e energie.

Ti capita spesso di sentirti schiacciato dalla quantità di cose che devi fare? O magari sei alla mercè di qualunque imprevisto e interruzione durante la giornata? È una brutta sensazione.

Puoi ridurre lo stress, aumentare la tua produttività, trovare serenità e concentrazione, semplicemente facendo una mappa della tua giornata, e incrociandola con i tuoi livelli di energia.

Ora, magari non ti piace l'idea di avere tutta la tua giornata programmata, come fossi un robot. E sono perfettamente d'accordo con te. La buona notizia è che ci sono maniere per avere il giusto bilanciamento di libertà e controllo su te stesso e su quello che fai.

Basta che la tua mappa preveda entrambe le cose!

Inoltre, devi evitare un errore molto comune di quando si pianificano le attività: non bilanciare correttamente il livello di energia richiesto dall'attività e il livello di energia che hai in quel momento.

Per spiegarmi meglio, cominciamo col vedere come fare un programma delle attività:

basta un semplice foglio di excell in cui spezzettare la tua giornata in caselle di 30 minuti ciascuno. Poi, comincia a riempire le caselle iniziando con le attività "fisse", cioè quelle programmate e routinarie: gli spostamenti verso l'università e il lavoro, i pasti, la palestra, la serie televisiva che ti piace.

A questo punto, allocato il tuo tempo "fisso", puoi fare una valutazione di quello variabile, cioè quello che potrai dedicare ai tuoi obiettivi.

Comincia allora ad allocare le attività più importanti che dovrai fare quella settimana; passa poi a individuare i momenti di svago e riposo, e quelli dedicati agli imprevisti.

Infine, sulle finestre di tempo che rimangono, potrai indicare le attività secondarie, meno importanti: di solito a questa categoria appartengono il 90% delle telefonate che fai e delle email che invii.

Nel fare questa mappa non solo devi allocare per prima cosa il tempo alle tue attività prioritarie: devi anche allocare ad esse il tuo tempo migliore, quello in cui sei più produttivo e pieno di energie.

In una giornata tipica infatti, tendiamo ad usare il tempo come se fosse tutto uguale, ma non è affatto così. Ognuno di noi ha orari in cui è più energetico e concentrato, e altri in cui lo è molto meno.

Quasi nessuno però stabilisce la sua giornata e le sue priorità secondo queste caratteristiche. Tendiamo invece a fare le cose "quando capita", o secondo l'ordine con cui ci arrivano sul tavolo o nella mente.

Mentre invece è logico fare esattamente il contrario; leggere e rispondere alle email per esempio è la tipica attività da fare quando si è stanchi, proprio perché normalmente non richiede grande impegno.

Invece, le attività concettuali importanti è meglio vengano fatte al mattino, quando, salvo eccezioni, il nostro livello ormonale è ideale per darci l'energia necessaria a compierle.

Dopo i pasti invece, sono ideali le attività "a basso impatto"; così come la sera prima di andare a dormire è il momento ideale per fare tranquille riflessioni sulla giornata.

Tante persone invece si ritrovano spesso ancora a tarda ora a lavorare o studiare su cose impegnative, perché il tempo migliore e più energetico della giornata se ne è andato in attività di secondo piano.

Ci sono poi quelli, e sono tanti, che credono fermamente di lavorare meglio la notte, perché al mattino sono rallentati e stanchi: il fatto è che scambiano il problema con la soluzione. Infatti al mattino sono a pezzi perché lavorano troppo nell'ultima parte della giornata, mentre se andassero a dormire presto si sveglierebbero al mattino pieni di energie.

Preoccuparsi è come una lente di ingrandimento per tutto ciò che è negativo, perché fa sembrare ogni problema più grande di quello che è, aumentando a dismisura il tuo livello di ansia.

E sai perché molti non riescono a smettere di preoccuparsi? Perché gli da un senso distorto di controllo. Molte persone cioè pensano che se non sono costantemente preoccupate è come se non si occupassero delle cose. Rilassarsi gli sembra quasi strano, e gli da la sensazione di perdere il controllo su quello che gli sta intorno.

Per molte persone insomma, preoccuparsi è segno che stanno vivendo! Non possono smettere di agitarsi per questa o quella cosa, e la loro testa è una lunga lista di domande che cominciano tutte con "cosa succede se".

Spesso poi, proprio a causa di questa distorta sensazione di controllo che gli deriva dal preoccuparsi sempre, esteriormente mascherano molto bene tutte le energie negative interiori che li agitano.

Ma alla fine tutti quei "cosa succede se" e quell'agitazione diventano distrazioni molto più potenti che le mille mail e telefonate che ricevono ogni giorno.

Non so se sei un preoccupato cronico o se ti preoccupi solo di quando in quando, in ogni caso per massimizzare il tuo focus devi imparare a controllare le preoccupazioni. Quindi:

**1. Chiediti se puoi fare qualcosa a proposito di ciò che ti preoccupa.**

Uno dei problemi delle preoccupazioni è che ti rubano "i tuoi momenti". Quelli di relax, quelli di svago, quelli di felicità. Magari sei al cinema e di colpo vieni assalito da qualche pensiero negativo, che poi inevitabilmente ne trascina altri e altri ancora, così che alla fine non ti sei goduto per niente la serata. E contemporaneamente non ha risolto nessuna delle tue preoccupazioni!

Quindi, quando un pensiero negativo ti assale, per prima cosa chiediti se in quel momento puoi fare qualcosa per risolverlo. Se non puoi farlo, scrivilo su un pezzo di carta e mettilo in tasca, indicando anche una data o un momento in cui ci penserai. .Questo ti aiuterà psicologicamente ad "archiviarlo", e a concentrarti sul presente, su quello cioè che stai facendo in quel momento.

**2. Pianifica il momento di preoccuparti**

Ricordi il tuo piano di gestione della giornata? Se le preoccupazioni interferiscono spesso con le tue attività quotidiane, impara a destinare delle specifiche finestre quotidiane di tempo per pensarci su!

La strategia è simile alla precedente, ma con sottili differenze: prima abbiamo visto come allontanare da te pensieri improvvisi che ti assalgono; qui invece, prevedendo che ci saranno, gli assegniamo da subito una finestra di tempo per analizzarli.

**3. Renditi conto che preoccuparsi è una scelta, e che puoi usare meglio il tuo tempo.**

Cambia cioè mentalità: i problemi sono spesso qualcosa di oggettivo, ma come e quando ci pensi è una tua scelta soggettiva. Se impari a pensare al "preoccuparsi" come a una scelta deliberata, e non come a qualcosa che ti assale senza che tu possa fare niente, ti sentirai più forte.

**4. Scrivi e descrivi le tue preoccupazioni**

Spesso a rendere i problemi ancora più preoccupanti è il fatto che non ne definiamo mai bene i contorni.

Quante preoccupazioni hai? Che caratteristiche hanno?

Se sei in un periodo di ansia, scrivi su un foglio di carta una volta per tutte tutto ciò che ti preoccupa, senza tralasciare niente. E cerca di dargli una forma, In questa maniera per lo meno circoscrivi un perimetro e hai una situazione chiara, cosa che di per sé ti farà diminuire il livello d'ansia.

Inoltre sarà più facile trovare, quando è il momento, delle soluzioni in maniera analitica.
Infine, trasferendo le tue preoccupazioni su un pezzo di carta, sarà come svuotare il cervello da esse, e proverai una sensazione di grande sollievo.
Prova per credere!

## 5. Vai alla radice delle preoccupazioni

Spesso pensi e dici di essere preoccupato di una cosa, ma in realtà alla radice ci sono problemi più profondi.

Ti faccio un esempio: è molto comune tra gli studenti preoccuparsi per un esame. Ma scavando scopri che la vera preoccupazione non è l'esame in sé, ma le conseguenze del non passarlo.

Per esempio potresti essere preoccupato perché deluderai i tuoi genitori, o magari si arrabbieranno con te. E quindi la radice della tua preoccupazione sta magari nella mancanza di una buona comunicazione in famiglia su quali sono i tuoi problemi e le tue e loro aspettative.

O magari ti preoccupa il giudizio dei tuoi compagni più bravi, e questo può far pensare cha non hai sviluppato un adeguato livello di autostima.

Se passare l'esame ti darà dunque un momentaneo sollievo, i veri problemi che ti hanno causato tanta preoccupazione rimangono anche dopo di esso. E sono questi che devi risolvere, e per i quali, semmai, devi preoccuparti.

## 6. Fai esercizio

Negli ultimi anni tutte le aree della psicologia hanno rimesso al centro l'esercizio fisico, ritornando al motto latino "mens sana in corpore sano". E infatti è dimostrato scientificamente che un livello adeguato di attività fisica migliora tutte le tue performance cerebrali ed emotive.

Stimola allora un po' la tua secrezione di endorfine (gli ormoni del benessere!) facendo una attività fisica che ti piaccia, e questo sicuramente ti aiuterà a controllare anche le tue preoccupazioni.

## 7. Prenditi cura di te stesso

Spesso molte delle preoccupazioni riguardano "gli altri", anche se il motore di esse è dentro di noi. Impara allora a prenderti cura di te stesso, da tutti i punti di vista. Dormi, rilassati, divertiti, fai delle cose per te.

Soprattutto i genitori tendono spesso a trascurare sé stessi per i figli, facendo un danno ad entrambi. Non c'è niente di egoista infatti nel prendersi cura di sé stessi, anzi, aiuta a prendersi cura meglio anche degli altri

## 8. Accetta che alcune cose non si possono risolvere

Non c'è niente di peggio che preoccuparsi troppo per qualcosa che non ha soluzioni, perché il lavorio mentale non solo ti provoca ansia, ma è assolutamente fine a sé stesso.
Impara a riconoscere il fatto che preoccuparsi per problemi che non hanno soluzione non ha senso: l'unica cosa da fare è avere la pazienza di aspettare che passino.

## 9. Cambia la scena

Quando ti assale l'ansia, c'è una strategia molto semplice ed efficace per respingerla: cambia di posizione e magari anche di stanza.

Chi soffre di insonnia perché rimungina le sue ansietà disteso nel letto, sa bene quello di cui parlo: se soffri di insonnia, continuando a stare disteso nel letto non fai che continuare a avvitarti nei tuoi pensieri, e dormirai solo una volta che sarai sfinito. Se invece ti alzi, cambi di stanza, ti dedichi a qualcosa di diverso per alcuni minuti, ci sono alte probabilità che tornando a letto ti riaddormenterai.

Lo stesso si può fare in mille altre occasioni: sei seduto al tuo pc e non riesci a liberarti di un pensiero? Alzati in piedi e stiracchiati. E magari fai anche due passi fuori e poi torna a sederti.

## 10. Prova una "cura omeopatica"

Questa tecnica è interessante, e anche se non funziona con tutti secondo me vale la pena provarla.

Sei preoccupato per qualcosa e questo fatto sta disturbando quello che fai? Bene, abbandona quello che fai e concentrati su quella cosa in maniera che ti stufi.

Per esempio, stai lavorando su un progetto ma sei in ansia per la paura di perdere il lavoro? Interrompiti per 10 minuti e ripeti allo sfinimento e velocemente "potrei perdere il lavoro": dopo alcune ripetizioni potresti ritrovarti a dire a te stesso: "Ok, ho capito, non sono mica scemo! Potrei perdere il lavoro, però adesso basta! Mi sono stufato di pensarci tutto il tempo".

## 11 Pratica meditazione e rilassamento

Non puoi essere rilassato e ansioso allo stesso tempo. Quindi se inserisci nella tua giornata delle finestre di rilassamento, per esempio attraverso la meditazione, hai buona probabilità di non sentirti ansioso per lo meno in quelle finestre di relax.

# Conclusione
## Nove "comandamenti" e saluti finali

So per esperienza, essendo io stesso un avido lettore di manuali, che senza fare un documento di sintesi da utilizzare come referenza è facile dimenticarsi dell' 80% di quello che si legge!

Quindi ho sintetizzato per te 9 passi logici fondamentali che devi sempre avere presente; non devi far altro che trascriverli su foglio di carta che poi appenderai in camera o in ufficio, per poterci tornare su ogni volta che vorrai.

Inevitabilmente infatti, nella quotidianità dello studio e del lavoro ti capiterà di deviare dal focus che hai imparato a costruirti in questo manuale.

E certamente non puoi continuamente tornare a rileggerlo (anche se ti consiglio di rileggerlo tutto, ogni tanto, per approfondirlo e confrontare i consigli che ti ho dato con l'esperienza che stai facendo nella pratica).

Ecco quindi i miei 9 "comandamenti" del focus, da leggere in poco più di un minuto ogni volta che ne hai bisogno:

# 1 Convinciti che in un mondo distratto il grande potere della concentrazione è l'arma definitiva per raggiungere i tuoi obiettivi. Essa ti dà chiarezza e controllo, su te stesso e su quello fai.

# 2 Prima ancora di focalizzarti su un qualche obiettivo specifico, impara i trucchi per difenderti dalle distrazioni (esterne e interne), scopri perché tendi a procrastinare, e impara come non farlo mai più con le 10 tattiche che ti ho insegnato.

# 3 Definisci i tuoi obiettivi, tanto di lungo termine che di breve termine. Non iniziare mai una giornata senza averla programmata per lo meno all'80%.

# 4 Chiediti se i tuoi obiettivi sono congruenti con la tua vita e i tuoi valori, e se non lo sono risolvi ogni attrito.

# 5 Fai un risk assessment degli obiettivi che ti sei dato, prevedendo sia gli scenari positivi che quelli negativi, e predisponendo sempre un piano B.

# 6 Entra nei dettagli riguardo al "che cosa", al "come", e al "quando", specificando i passi intermedi che ti porteranno a raggiungere l'obiettivo, le risorse necessarie per farlo, il tempo che serve per ciascuno degli step intermedi.

# 7 Impara a trovare la motivazione e a mantenerla nel tempo: ti renderà tutto più facile e piacevole.

# 8 Ricorda che ogni progetto o azione ha un' inerzia in partenza, e per questo motivo è importante saper costruire quello slancio iniziale che ho chiamato "momentum".

# 9 Fa sì che ogni dettaglio cospiri per farti raggiungere il tuo obiettivo: l'ambiente in cui sei, l'energia che hai, e persino lo stress e le tue paure.

Adesso è arrivato il momento dei saluti e dei ringraziamenti.

Per prima cosa, grazie ad Armando e al blog de GliAudaciDellaMemoria per questa traduzione fatta in tempo record. Ci siamo parlati per la prima volta a metà luglio 2016 e a metà settembre il libro era già pubblicato. Direi che è un ottimo esempio dei risultati che può dare la focalizzazione su un obiettivo : ))

Poi, grazie alla mia famiglia! Come ti ho raccontato nell'introduzione, abbiamo passato momenti difficili, ma loro hanno continuato a credere sempre in me, sostenendomi nel percorso tortuoso e faticoso che porta dal fallimento al successo.

E infine, per te lettore, un grazie e una raccomandazione: questo manuale si legge in un paio d'ore, ma applicarne i principi richiede costanza e tempo. Però, se lo farai, credimi che scoprirai come il focus può cambiare davvero, e per sempre, la tua vita.


Renil M. George.

New York

Gennaio 2016